WEIGHT MANAGEMENT CHART

By

Masha Karen

Interior Design by PureMultimediaBooks

INTRODUCTION:

This book is for those who want to lose weight . You are able to use this book to check your calorie intake on a daily basis and as well take charge of your weight - WEIGHT CONTROL.

I tried this myself and it worked like magic. I believe it will help you keep track of your food intake and weight.

You have the power to make that change. Good luck.

NAME

....

ADDRESS

....

....

MOBILE NUMBER / EMAIL ADDRESS

....

WEIGHT

....

WEIGHT MANAGEMENT CHART
DAILY FOOD DAIRY

Date: …………………….

Time you woke up: ………….….……………………………..

Time you went to bed: …………………………………………….

Time	Food/Beverages/Ingredients	Portion/Size	Est. Calories	Feel Full?
	Total Calories for the Day			

Describe your activity today:

………………………………………………………………………………..

………………………………………………………………………………..

………………………………………………………………………………..

………………………………………………………………………………..

………………………………………………………………………………..

WEIGHT MANAGEMENT CHART
DAILY FOOD DAIRY

Date: …………………….

Time you woke up: ……………….……….……………..

Time you went to bed: …………………………………….

List the names, ingredients and portion of each food you eat daily

Time	Food/Beverages/Ingredients	Portion/Size	Est. Calories	Feel Full?
	Total Calories for the Day			

Describe your activity today:

……………………………………………………………………………………

……………………………………………………………………………………

……………………………………………………………………………………

……………………………………………………………………………………

……………………………………………………………………………………

WEIGHT MANAGEMENT CHART
DAILY FOOD DAIRY

Date: ……………………

Time you woke up: …………………………………………..

Time you went to bed: ………………………………………….

List the names, ingredients and portion of each food you eat daily

Time	Food/Beverages/Ingredients	Portion/Size	Est. Calories	Feel Full?
	Total Calories for the Day			

Describe your activity today:

…………………………………………………………………………

…………………………………………………………………………

…………………………………………………………………………

…………………………………………………………………………

…………………………………………………………………………

WEIGHT MANAGEMENT CHART
DAILY FOOD DAIRY

Date: …………………….

Time you woke up: ……………………………………………..

Time you went to bed: ………………………………………….

Time	Food/Beverages/Ingredients	Portion/Size	Est. Calories	Feel Full?
	Total Calories for the Day			

Describe your activity today:

……………………………………………………………………………………………

……………………………………………………………………………………………

……………………………………………………………………………………………

……………………………………………………………………………………………

……………………………………………………………………………………………

WEIGHT MANAGEMENT CHART
DAILY FOOD DAIRY

Date: ....

Time you woke up: ....

Time you went to bed: ....

List the names, ingredients and portion of each food you eat daily

Time	Food/Beverages/Ingredients	Portion/Size	Est. Calories	Feel Full?
	Total Calories for the Day			

Describe your activity today:

....

....

....

....

....

WEIGHT MANAGEMENT CHART
DAILY FOOD DAIRY

Date: …………………

Time you woke up: ……………………………………………..

Time you went to bed: …………………………………….

List the names, ingredients and portion of each food you eat daily

Time	Food/Beverages/Ingredients	Portion/Size	Est. Calories	Feel Full?
	Total Calories for the Day			

Describe your activity today:

……………………………………………………………………………………

……………………………………………………………………………………

……………………………………………………………………………………

……………………………………………………………………………………

……………………………………………………………………………………

WEIGHT MANAGEMENT CHART
DAILY FOOD DAIRY

Date: …………………….

Time you woke up: …………………………………………..

Time you went to bed: ………………………………………….

Time	Food/Beverages/Ingredients	Portion/Size	Est. Calories	Feel Full?
	Total Calories for the Day			

Describe your activity today:

……………………………………………………………………………………

……………………………………………………………………………………

……………………………………………………………………………………

……………………………………………………………………………………

……………………………………………………………………………………

WEIGHT MANAGEMENT CHART
DAILY FOOD DAIRY

Date: ....

Time you woke up: ....

Time you went to bed: ....

Time	Food/Beverages/Ingredients	Portion/Size	Est. Calories	Feel Full?
	Total Calories for the Day			

Describe your activity today:

....

....

....

....

....

WEIGHT MANAGEMENT CHART
DAILY FOOD DAIRY

Date: …………………….

Time you woke up: ……………………………………………..

Time you went to bed: ………………………………………….

List the names, ingredients and portion of each food you eat daily

Time	Food/Beverages/Ingredients	Portion/Size	Est. Calories	Feel Full?
	Total Calories for the Day			

Describe your activity today:

………………………………………………………………………………

………………………………………………………………………………

………………………………………………………………………………

………………………………………………………………………………

………………………………………………………………………………

WEIGHT MANAGEMENT CHART
DAILY FOOD DAIRY

Date: …………………….

Time you woke up: ………………………………………………..

Time you went to bed: ………………………………………….

List the names, ingredients and portion of each food you eat daily

Time	Food/Beverages/Ingredients	Portion/Size	Est. Calories	Feel Full?
	Total Calories for the Day			

Describe your activity today:

………………………………………………………………………………

………………………………………………………………………………

………………………………………………………………………………

………………………………………………………………………………

………………………………………………………………………………

WEIGHT MANAGEMENT CHART
DAILY FOOD DAIRY

Date: ……………………

Time you woke up: …………………………………………..

Time you went to bed: ………………………………………….

List the names, ingredients and portion of each food you eat daily

Time	Food/Beverages/Ingredients	Portion/Size	Est. Calories	Feel Full?
	Total Calories for the Day			

Describe your activity today:

……………………………………………………………………………

……………………………………………………………………………

……………………………………………………………………………

……………………………………………………………………………

……………………………………………………………………………

WEIGHT MANAGEMENT CHART
DAILY FOOD DAIRY

Date: ……………………

Time you woke up: ……………………………………………..

Time you went to bed: ………………………………………….

List the names, ingredients and portion of each food you eat daily

Time	Food/Beverages/Ingredients	Portion/Size	Est. Calories	Feel Full?
	Total Calories for the Day			

Describe your activity today:

………………………………………………………………………………

………………………………………………………………………………

………………………………………………………………………………

………………………………………………………………………………

………………………………………………………………………………

WEIGHT MANAGEMENT CHART
DAILY FOOD DAIRY

Date: …………………….

Time you woke up: ……………………………………………..

Time you went to bed: …………………………………………….

Time	Food/Beverages/Ingredients	Portion/Size	Est. Calories	Feel Full?
	Total Calories for the Day			

Describe your activity today:

………………………………………………………………………………………

………………………………………………………………………………………

………………………………………………………………………………………

………………………………………………………………………………………

………………………………………………………………………………………

WEIGHT MANAGEMENT CHART
DAILY FOOD DAIRY

Date: ……………………

Time you woke up: ……………………………………………..

Time you went to bed: ………………………………………….

List the names, ingredients and portion of each food you eat daily

Time	Food/Beverages/Ingredients	Portion/Size	Est. Calories	Feel Full?
	Total Calories for the Day			

Describe your activity today:

………………………………………………………………………

………………………………………………………………………

………………………………………………………………………

………………………………………………………………………

………………………………………………………………………

WEIGHT MANAGEMENT CHART
DAILY FOOD DAIRY

Date: …………………….

Time you woke up: ……………………………………………..

Time you went to bed: ………………………………………….

Time	Food/Beverages/Ingredients	Portion/Size	Est. Calories	Feel Full?
	Total Calories for the Day			

Describe your activity today:

………………………………………………………………………………

………………………………………………………………………………

………………………………………………………………………………

………………………………………………………………………………

………………………………………………………………………………

WEIGHT MANAGEMENT CHART
DAILY FOOD DAIRY

Date: …………………….

Time you woke up: …………………………………………..

Time you went to bed: ……………………………………….

Time	Food/Beverages/Ingredients	Portion/Size	Est. Calories	Feel Full?
	Total Calories for the Day			

Describe your activity today:

………………………………………………………………………

………………………………………………………………………

………………………………………………………………………

………………………………………………………………………

……………………………………………………………………….

WEIGHT MANAGEMENT CHART
DAILY FOOD DAIRY

Date: ……………………

Time you woke up: …………………………………………………..

Time you went to bed: ……………………………………………….

List the names, ingredients and portion of each food you eat daily

Time	Food/Beverages/Ingredients	Portion/Size	Est. Calories	Feel Full?
	Total Calories for the Day			

Describe your activity today:

……………………………………………………………………………………

……………………………………………………………………………………

……………………………………………………………………………………

……………………………………………………………………………………

……………………………………………………………………………………

WEIGHT MANAGEMENT CHART
DAILY FOOD DAIRY

Date: …………………….

Time you woke up: ……………………………………………..

Time you went to bed: ………………………………………….

Time	Food/Beverages/Ingredients	Portion/Size	Est. Calories	Feel Full?
	Total Calories for the Day			

Describe your activity today:

………………………………………………………………………………

………………………………………………………………………………

………………………………………………………………………………

………………………………………………………………………………

………………………………………………………………………………

WEIGHT MANAGEMENT CHART
DAILY FOOD DAIRY

Date: …………………….

Time you woke up: ………………………………………………..

Time you went to bed: ………………………………………….

Time	Food/Beverages/Ingredients	Portion/Size	Est. Calories	Feel Full?
	Total Calories for the Day			

Describe your activity today:

………………………………………………………………………………………

………………………………………………………………………………………

………………………………………………………………………………………

………………………………………………………………………………………

………………………………………………………………………………………

WEIGHT MANAGEMENT CHART
DAILY FOOD DAIRY

Date: …………………….

Time you woke up: ……………….………………………..

Time you went to bed: …………….………………………….

List the names, ingredients and portion of each food you eat daily

Time	Food/Beverages/Ingredients	Portion/Size	Est. Calories	Feel Full?
	Total Calories for the Day			

Describe your activity today:

………………………………………………………………………………

………………………………………………………………………………

………………………………………………………………………………

………………………………………………………………………………

………………………………………………………………………………

WEIGHT MANAGEMENT CHART
DAILY FOOD DAIRY

Date: …………………….

Time you woke up: …………………………………………..

Time you went to bed: ………………………………………….

List the names, ingredients and portion of each food you eat daily

Time	Food/Beverages/Ingredients	Portion/Size	Est. Calories	Feel Full?
	Total Calories for the Day			

Describe your activity today:

……………………………………………………………………………

……………………………………………………………………………

……………………………………………………………………………

……………………………………………………………………………

……………………………………………………………………………

WEIGHT MANAGEMENT CHART
DAILY FOOD DAIRY

Date: ……………………

Time you woke up: ………………………………………………..

Time you went to bed: ……………………………………….

List the names, ingredients and portion of each food you eat daily

Time	Food/Beverages/Ingredients	Portion/Size	Est. Calories	Feel Full?
	Total Calories for the Day			

Describe your activity today:

………………………………………………………………………………

………………………………………………………………………………

………………………………………………………………………………

………………………………………………………………………………

………………………………………………………………………………

WEIGHT MANAGEMENT CHART
DAILY FOOD DAIRY

Date: ……………………

Time you woke up: ……………………………………………..

Time you went to bed: ………………………………………….

List the names, ingredients and portion of each food you eat daily

Time	Food/Beverages/Ingredients	Portion/Size	Est. Calories	Feel Full?
	Total Calories for the Day			

Describe your activity today:

………………………………………………………………………………

………………………………………………………………………………

………………………………………………………………………………

………………………………………………………………………………

………………………………………………………………………………

WEIGHT MANAGEMENT CHART
DAILY FOOD DAIRY

Date: ……………………

Time you woke up: ………………………………………………..

Time you went to bed: ………………………………………….

Time	Food/Beverages/Ingredients	Portion/Size	Est. Calories	Feel Full?
	Total Calories for the Day			

Describe your activity today:

………………………………………………………………………………………

………………………………………………………………………………………

………………………………………………………………………………………

………………………………………………………………………………………

………………………………………………………………………………………

WEIGHT MANAGEMENT CHART
DAILY FOOD DAIRY

Date: …………………….

Time you woke up: …………………………………………………..

Time you went to bed: ……………………………………………….

Time	Food/Beverages/Ingredients	Portion/Size	Est. Calories	Feel Full?
	Total Calories for the Day			

Describe your activity today:

…………………………………………………………………………………………

…………………………………………………………………………………………

…………………………………………………………………………………………

…………………………………………………………………………………………

…………………………………………………………………………………………

WEIGHT MANAGEMENT CHART
DAILY FOOD DAIRY

Date: …………………….

Time you woke up: …………….………………………………..

Time you went to bed: ………….…………………………….

List the names, ingredients and portion of each food you eat daily

Time	Food/Beverages/Ingredients	Portion/Size	Est. Calories	Feel Full?
	Total Calories for the Day			

Describe your activity today:

………………………………………………………………………………

………………………………………………………………………………

………………………………………………………………………………

………………………………………………………………………………

………………………………………………………………………………

WEIGHT MANAGEMENT CHART
DAILY FOOD DAIRY

Date: …………………….

Time you woke up: …………………………………………..

Time you went to bed: ………………………………………….

List the names, ingredients and portion of each food you eat daily

Time	Food/Beverages/Ingredients	Portion/Size	Est. Calories	Feel Full?
	Total Calories for the Day			

Describe your activity today:

……………………………………………………………………………………

……………………………………………………………………………………

……………………………………………………………………………………

……………………………………………………………………………………

……………………………………………………………………………………

WEIGHT MANAGEMENT CHART
DAILY FOOD DAIRY

Date: ....

Time you woke up: ....

Time you went to bed: ....

List the names, ingredients and portion of each food you eat daily

Time	Food/Beverages/Ingredients	Portion/Size	Est. Calories	Feel Full?
	Total Calories for the Day			

Describe your activity today:

....

....

....

....

....

WEIGHT MANAGEMENT CHART
DAILY FOOD DAIRY

Date: ....

Time you woke up: ....

Time you went to bed: ....

List the names, ingredients and portion of each food you eat daily

Time	Food/Beverages/Ingredients	Portion/Size	Est. Calories	Feel Full?
	Total Calories for the Day			

Describe your activity today:

....

....

....

....

....

Weight lost after 30 days: ....

Let us know if this book worked for you. Were you able to make use of the book. Do you have any suggestions that will help us to help you better?

You can reach us via email:

Puremultimediainternational@gmail.com

or

leave a comment here on Amazon. Your sincere and honest comment will help us get better.